Docteur Paul VIGNE

Traitement des Sciatiques

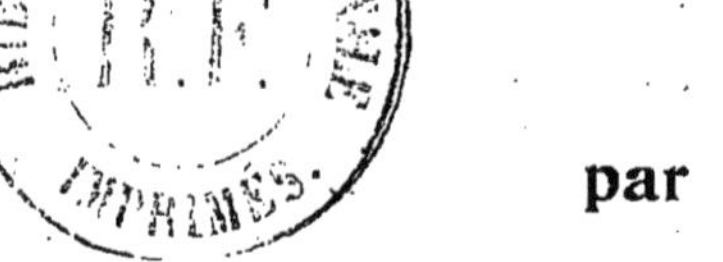

par les

Injections gazeuses

LYON. — IMP. A. REY

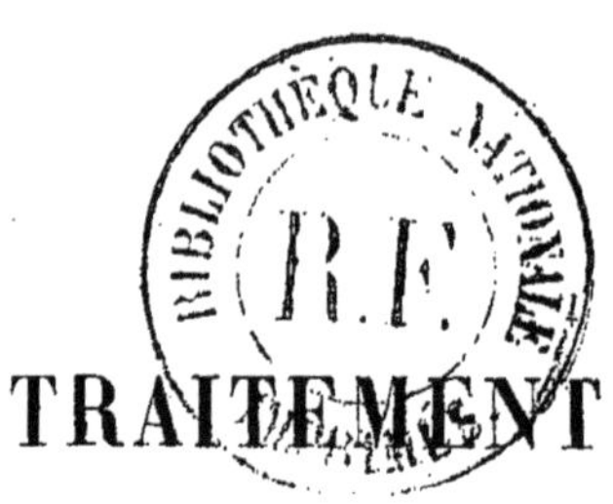

TRAITEMENT DES SCIATIQUES

PAR LES

INJECTIONS GAZEUSES

TRAITEMENT

DES SCIATIQUES

PAR LES

INJECTIONS GAZEUSES

PAR

Le Docteur Paul VIGNE

LYON

A. REY & Cie, IMPRIMEURS-ÉDITEURS DE L'UNIVERSITÉ

4, RUE GENTIL, 4

1902

A LA MÉMOIRE VÉNÉRÉE DE MON PÈRE

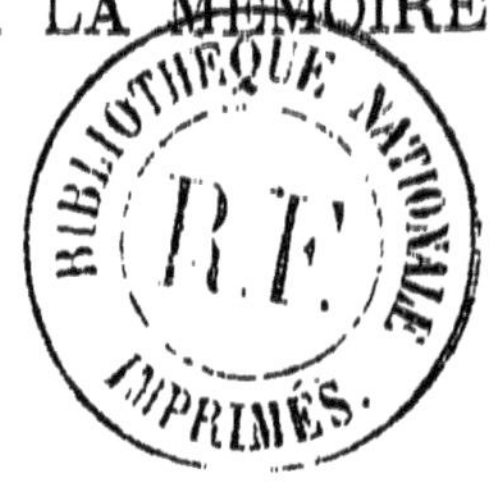

A MA MÈRE

Je dédie ce travail en témoignage de reconnaissance et de profonde affection.

AVANT-PROPOS

Nos études médicales terminées, le moment est venu pour nous d'accomplir un devoir, en adressant l'expression de notre profonde reconnaissance à tous nos Maîtres de l'Ecole lyonnaise de médecine et de chirurgie, qui se sont intéressés à notre éducation scientifique, tant à la Faculté que dans les hôpitaux.

Nous ne saurions trop remercier M. Cordier, chirurgien en chef de l'Antiquaille, pour le gracieux accueil que nous avons trouvé sans cesse auprès de lui pour l'honneur surtout qu'il nous a fait en nous confiant le soin de faire connaître un procédé thérapeutique, appelé, croyons-nous, à se vulgariser et à rendre de précieux services. M. Piery, chef de clinique, nous a considérablement aidé dans cette tâche, en nous communiquant le résultat de sa propre expérience, et en nous dirigeant dans nos recherches. Nous demeurons très obligé envers lui et n'aurons garde d'oublier de quelle camaraderie charmante il a agrémenté nos rapports.

Nous adressons aussi l'hommage de notre vive gratitude à M. le professeur Soulier, qui nous a honoré en acceptant la présidence de cette thèse, et à M. le professeur agrégé Roque, médecin des hôpitaux, qui a bien voulu s'intéresser à nos travaux, et nous les a facilités avec une grande bienveillance, dans son service de l'Hôtel-Dieu. Egalement, M. le professeur agrégé, Bérard, chirurgien des hôpitaux, s'est montré pour nous, dans tout le cours de nos études, d'une obligeance, pour laquelle nous tenons à lui témoigner notre très vive sympathie.

Enfin, nous laissons à Lyon, et dans l'Enseignement, de précieuses amitiés, qui fixeront pour nous un souvenir durable de quelques années tôt passées, et nous réconforteront dans l'exercice souvent laborieux de la médecine civile, pour laquelle nous avons opté librement après les épreuves du Concours pour l'admission à l'Ecole du Service de Santé militaire (Promotion 1897).

TRAITEMENT DES SCIATIQUES

PAR LES

INJECTIONS GAZEUSES

CHAPITRE PREMIER

CONSIDÉRATIONS GÉNÉRALES — VARIÉTÉS ANATOMIE PATHOLOGIQUE

Le terme de sciatique éveille en général dans l'esprit une idée simple, qui est celle d'une douleur localisée sur le trajet de ce nerf, le plus souvent fort pénible au malade et fort rebelle au médecin. Cependant la question se complique singulièrement si l'on veut faire intervenir des données étiologiques et anatomo-pathologiques exactes, dont l'importance est de tout premier ordre en ce qui concerne le traitement, mais dont la nature est malheureusement encore aujourd'hui un sujet de controverses et d'études. Dominique Cotugno [1], le premier en 1765, eut le mérite de faire cesser une confusion grossière établie entre le type morbide qui nous occupe et les autres affections douloureuses de la hanche, la coxalgie en particulier, qu'il isola sous la dénomination d'*ischias*

[1] Cotugno, *De ischiade nervosa*, Neapoli, 1765,

arthritica ou *vera*, de la sciatique vraie ou *ischias nervosa postica* à laquelle resta longtemps attaché le nom de l'Hippocrate napolitain. Valleix, en 1841, signale un élément important de diagnostic par les points douloureux sur le trajet du nerf, et Lasègue[1], en 1864, établit pour la première fois dans la maladie de Cotugno une différenciation entre les cas bénins et les cas graves, abstraction faite de l'intensité dans la douleur. Ces idées sont reprises et précisées en 1876, par Landouzy[2], qui adopte une classification définitives en deux types : un type névralgique dont le symptôme fondamental est la douleur sans autre lésion appréciable, ni sur le trajet du nerf ni dans sa texture même ; un type névritique, accompagné d'altérations des filets nerveux et, consécutivement, de troubles de la sensibilité et de la nutrition dans le domaine du nerf (Charcot et l'Ecole de la Salpêtrière).

Tel est l'état actuel de la question.

Plus récemment, dans un intéressant article de septembre 1890, dans les *Archives de neurologie*, MM. Guinon et Parmentier, ont étudié ces névrites sciatiques, et ils font remarquer avec beaucoup de raison que leurs troubles trophiques, plus précoces, plus accentués ne sauraient être confondus avec l'amyotrophie simple de la sciatique-névralgie, due à l'inactivité du membre malade.

[1] Lasègue, Considérations sur la sciatique (*Arch. de méd.*, Paris, 1866).

[2] Landouzy, Mémoires dans *Arch. génér. de méd.*, 1876.

— De la sciatique et de l'atrophie musculaire qui peut la compliquer (*Arch. génér. de méd.*, Paris, 1875).

Ces auteurs rapportent d'abord les observations de Bianchi (Paris), Brivois (Paris), Nonne (Berlin), dans lesquelles un traumatisme des branches d'origine du nerf dans le petit bassin (accouchement laborieux, tête fœtale, application de forceps) a été suivi d'une véritable névrite avec ses symptômes les plus caractéristiques (atrophie rapide, paralysie des extenseurs, démarche de stepper, troubles de la sensibilité, réactions de dégénérescence, etc.), et où, chose remarquable, la localisation la plus fréquente se fait à la branche poplitée externe.

Dans un deuxième ordre de faits, ils ont recueilli des observations très complètes de névrites analogues, mais dans des sciatiques non traumatiques, chez des sujets porteurs de sciatiques vulgaires, graves il est vrai, et à répétitions ; ici aussi, du reste, la localisation se fait avec prédilection sur les extenseurs, avec paralysie et steppage, et l'on conçoit dans ces cas quelle est la gravité du pronostic commandé par la présence d'une névrite avec atrophie dégénérative des muscles, et que le diagnostic s'impose avec la polynévrite alcoolique ou autre, par l'unitéralité de la lésion et l'origine en apparence primitive. Dans plusieurs de nos observations, nous avons noté nous-même une atrophie remarquable du membre malade.

Existe-t-il donc dans la névralgie, comme dans la névrite, des lésions appréciables sur le trajet du nerf, et quelle est la nature même de ces lésions ?

Question pleine encore d'obscurités en l'état actuel de la science, par la diversité des observations qui ont été recueillies. Martinet[1], en 1803, signale l'infiltration purulente du nerf, comme Cotugno avait relaté l'infiltration adémateuse dans un cas où ce phénomène paraît n'avoir été qu'un fait cadavérique (Phulpin, th. de Paris, 1896).

Bichat *(Anatomie générale)*, attribue la névralgie à des phénomènes de compression, par suite de l'état variqueux des veines autour du nerf ou dans son épaisseur. De même pour Quénu[2], les variqueux peuvent avoir une variété de sciatique que ses caractères cliniques rapprochent de la névrite sciatique décrite par Lasègue et Landouzy; elle est engendrée par les varices et semble s'étendre lentement de bas en haut, du nerf tibial postérieur au nerf poplité, puis au sciatique fémoral; une simple gêne dans la circulation veineuse du nerf peut aboutir à un moment donné à une dilatation persistante de ses veines, capable elle-même d'engendrer une névrite interstitielle à marche ascendante[4].

En présence d'un malade atteint de sciatique, il faut toujours s'enquérir, même en l'absence de varices des veines saphènes, de l'état des veines profondes; inversement en présence de varices anciennes, il faut rechercher s'il existe sur le trajet du sciatique les points douloureux de Valleix[3].

[1] Marthinet, Thèse de Paris, 1803.

[2] Quénu, De la névralgie sciatique chez les variqueux *(Bull. de la Soc. de chir*, XIV, pp. 130, 161).

[3] Verneuil. De la névralgie sciatique chez les variqueux pp. 150, 152.

[4] Magnau, *Sciatique variqueuse chez les femmes enceintes*, Paris, 1898.

Dans ces deux cas, il y a tout avantage à conseiller au malade l'usage de bandages élastiques remontant jusqu'au pli de l'aîne.

En 1896, Delagenière a soutenu la même opinion devant la Société de chirurgie de Paris, après que Quénu, en 1892, au 6e Congrès français de chirurgie, eut préconisé contre la douleur due à la phlébite des veines adhérentes au nerf une opération facile, inoffensive et efficace qui est la résection des veines variqueuses.

En Angleterre, Roy[1], en 1890, avait publié l'observation d'un cas de névralgie du trijumeau, pour laquelle, après avoir inutilement réséqué les nerfs dentaire inférieur et lingual, il pratiqua, en quatre fragments l'extraction du ganglion de Gasser, dont l'examen histologique montra des lésions de sclérose interstitielle. Ce fait intéressant est à rapprocher de celui de Tripier qui, examinant un fragment nerveux réséqué par Ollier, y trouva des lésions très nettes et avancées de sclérose interstitielle, et de l'observation de Leudet qui trouva sur un nerf douloureux une infiltration graisseuse assez étendue.

Il nous faut éliminer les cas, dont il ne saurait être question, de sciatiques symptomatiques, dues aux traumatismes, aux compressions par l'S iliaque distendu de matières fécales, les tumeurs du bassin et des organes pelviens, anévrismes, adénopathies, hernies, cancer, grossesse, accouchement, mal de Pott, méningites spi-

[1] Roy, Removal of the Gasserian ganglion for severe neuralgia (*Lancet*, 1er novembre 1890).

nales, etc., qui ressortissent au traitement chirurgical et disparaissent avec leur cause. Dès lors, demeurent en présence les deux grandes divisions de Landouzy en sciatique-névrite et sciatique-névralgie avec une distinction mal définie entre les deux formes, du moins dans l'état actuel de nos moyens d'observation, puisque certains cas de névralgie ont montré des lésions assez avancées du cordon nerveux, alors que d'autres où la douleur avait une intensité considérable, paraissent avoir laissé le nerf dans un état d'intégrité absolue. La théorie d'Anstie[1], soutenue par Vulpian en 1875 dans ses *Leçons sur l'appareil vaso-moteur*, paraît donner une explication suffisante des phénomènes douloureux, par les désordres centraux sortant surtout au niveau de la moelle. Les travaux de Jaccoud[2], Brissaud[3], qui font de la sciatique une névralgie, non seulement du nerf sciatique, mais encore de tout le plexus lombo-sacré, la motilité des douleurs dans la région lombaire, les symptômes spasmodiques dans les scolioses homologues, enfin l'exagération bilatérale des réflexes et la bilatéralité de la trépidation épileptoïde, sont autant d'arguments nouveaux en faveur d'une participation des centres moteurs, surtout après les expériences significatives de Vulpian et Brown-Séquard, qui réussirent à déterminer chez des

[1] Anstie, Art. *Neuralgia in a System of Mecicin ed bys Russel Reguolds*, London 1872.

[2] Jaccoud, De la sciatique *(Journal de méd. et de chir. pratique*, Paris, 1890).

[3] Brissaud, Des scolioses dans les névralgies sciatiques *(Arch. de neurologie*, 1890).

cobayes, par excitation et cautérisation du sciatique, des lésions médullaires avancées, sans autre altération sur le trajet périphérique du nerf.

De toute façon, quelle que soit l'origine ou la nature de la maladie qui nous occupe, la douleur est son symptôme essentiel, celui contre lequel le thérapeute devra diriger d'abord son action, car le patient pardonne plus volontiers de ne pas savoir guérir que de ne pouvoir pas conjurer la souffrance. Les moyens propres à atténuer la sensation douloureuse peuvent s'adresser soit au centre nerveux, organe de perception, par les narcotiques, les stupéfiants, les anesthésiques, la suggestion (Bernheim), soit à l'élément périphérique sensitif malade par des procédés nombreux et, en particulier celui que nous allons proposer tout à l'heure.

CHAPITRE II

ÉTUDE CRITIQUE ET COMPARATIVE DES DIVERS MODES DE TRAITEMENT

Dans cette vue d'ensemble, rapide et générale, nous ferons abstraction de parti pris des cas qui relèvent exclusivement de la chirurgie, nous occupant seulement de ceux où l'exploration minutieuse et le toucher vaginal et rectal n'ont décelé aucune lésion capable d'expliquer l'affection. De même, les grandes diathèses (syphilis, blennorragie (Fournier), paludisme, rhumatisme (Opolzer[1]) la goutte (Homolle), diabète qui peuvent expliquer l'étiologie de la maladie, ont leurs indications thérapeutiques particulières dont nous ne voulons pas nous occuper dans ce travail.

La médication interne a dirigé successivement contre la sciatique une variété considérable de produits réputés spécifiques dont les plus connus sont l'aconit, la jusquiame (pilules de Méglin), la quinine, l'iode, l'arsenic, le phosphore, le mercure, l'essence de téré-

[1] Opolzer, Nauralgieica ischiadica rheumatica (*Wien. Med. Zig.* 1856).

benthine (Martinet) les préparations de colchique, d'ergot de seigle et de nitroglycérine[1].

Sur le trajet du nerf, ont été préconisés tous les moyens de révulsion ou de dérivation depuis la saignée, les sangsues, ventouses, pointes de feu jusqu'aux sinapismes[2], vésicatoires, pommade au mercure et au nitrate d'argent, et l'*Histoire de Lyon* nous rapporte les mémorables succès de ce bourreau qui, dans le quartier des Charpennes, non content de fouetter, marquer, pendre, décapiter, rouer et brûler au nom de la loi, s'était révélé guérisseur au moyen d'enveloppements complets du membre inférieur dans la poix noire de cordonnier.

L'hydrothérapie elle-même, chaude ou froide, compte à son actif quelques résultats heureux, ainsi que d'autres procédés rapportés par Trousseau et Pidoux[3] tels que la galvano-puncture, le massage[4] et particulièrement l'acupuncture sur laquelle nous insisterons davantage. Cette méthode, pratiquée de temps immémorial en Chine et au Japon, apportée en France par Berlioz, de Lyon, en 1816, consiste à enfoncer plus ou moins profondément dans les tissus une aiguille mince d'argent, d'or ou d'acier et qu'on laisse en place jusqu'à effet produit, c'est-à-dire un

[1] Krauss. Nitroglycérin in the treatment of sciatica (*New-York Journal*, p. 273, février 1896).

[2] Malgaigne. Traité de la sciatique par les sinapismes *Gaz. méd.*, 1836).

[3] Berne. Névralgie rebelle traitée et guérie par le massage (*Bull. Soc. méd. prat.*, Paris, 1886).

[4] Trousseau et Pidoux, *Traité de Thérap. et Mat. méd.*, t. I, p. 573.

temps variable entre quelques minutes et plusieurs jours; l'aiguille, dans son trajet, doit éviter autant que possible les troncs artériels ou nerveux, bien que Bonnet, de Lyon, conseille, au contraire, la piqûre de ces derniers, ce qui accroît, dit-il, les propriétés excitatrices du procédé sur les tissus. Trousseau accepte les résultats publiés par plusieurs auteurs de guérisons de névralgies faciales, sciatiques, rhumatisme articulaire aigu et regrette même l'abandon de la méthode de Carrero, médecin italien qui rappelait à la vie des animaux asphyxiés dans l'eau, par acupuncture des fibres diaphragmatiques et cardiaques. La cautérisation ponctuée, la cautérisation à l'acide sulfurique, les frictions avec toutes sortes de liquides alcooliques et de pommades; les applications locales, chaudes, au moyen de sachets de sable par exemple, et même l'enveloppement dans des peaux de chats sauvages et la cautérisation du lobule de l'oreille[1] ont été préconisés à leur tour, pendant que, de son côté, la chirurgie s'efforçait d'atteindre le mal dans son essence même par l'élongation (Reuton[2], Fiorani[3]) ou la résection nerveuse (Ricketts[4]), qui ont donné d'estimables résultats entre

[1] Duchenne, Sur la cautérisation auriculaire comme traitement de la sciatique *(Un. méd.*, Paris, 1850).

Borelli, *Osservazioni di ischiadi trattate colla cauterizzatione dell'orechio*, Torino, 1851.

[2] Reuton, Notes on four cases of sciatica *(The Scottish. med. Journal*, 1897).

[3] Fiorani, Sciatica ribelle guarita collo stiramento incruento dello sciatico *(Ann. univ.* Milano, 1883).

[4] Ricketts, Neurectomie of the great sciatic nerve *(Med. News*, juin 1892).

Laurent, *Traité de la névralgie sciatiq. par l'élongat. non*

les mains de praticiens habiles, mais peuvent présenter (l'élongation surtout) un danger véritable par tiraillement du côté de la moelle.

Reste à signaler la méthode hypodermique qui fut introduite en France en 1859 par Béhier[1] bien qu'elle eût été préconisée en Angleterre dès 1844 par Rind[2] dont la découverte est à rapprocher de la méthode hippocratique consistant en injections d'huile et de vin dans les plèvres purulentes et de celles de Lieberkühn, Kœhler, Haller qui, au XVIIe siècle, injectaient dans les veines des liquides médicamenteux. Rind et Hunter en Angletterre, Béhier en France appliquèrent avec succès au traitement de la sciatique les injections sous-cutanées de morphine, tandis que Lawson[3], Cross[4], Hammond[5] en 1872, pour obtenir la cure définitive, inauguraient un procédé difficile et dangereux, consistant à pousser l'injection dans la gaine même du nerf.

Luton[6] en 1873, imité bientôt par Le Dentu et Damaschino, emploie les injections hypodermiques de solutions au 1/10 de nitrate d'argent, dont les résultats paraissent séduisants (48 guérisons définitives sur

sanglante du nerf (thèse Lyon, 1885).

Barrier, De la cautérisation de l'oreille dans la névralgie sciatique *(Gaz. méd. de Lyon*, 1850).

[1] Béhier, Injections médicamenteuses sous-cutanées *(Journ. Méd. et Chir. pratiq.*, 1859).

[2] Rind, *Dublin medical Press,* mars 1845.

[3] Lawson, *Sciatica, Lumbago and Brachiologie*, London, 1872.

[4] Cross, *New York. Psych. and med. leg. Journal*, 1874.

[5] Hammond, *Traité des maladies du système nerveux*, p. 1020 à 1028, Paris, 1879.

[6] Luton, *Journ. méd. et Chir. pratiq.*, 1875.

54 cas) mais qui durent être abandonnées en raison de la douleur intense qu'elles provoquent localement.

Besnier[1] en 1877, apporta en France une méthode empruntée à Collins, consistant en injections profondes de 50 centigrammes à 1 gramme de chloroforme pur qui, suivies d'abord d'une douleur assez vive, produisent quelques minutes après, sur le trajet du nerf, l'engourdissement et l'anesthésie.

Dujardin-Beaumetz, par la même pratique, eut dans quelques cas des accidents locaux assez graves.

De même, Piotrowski[2], pratiquant les injections de bleu de méthyle à 1 gr. pour 50, vantées par Ehrlich, n'en obtint aucun résultat appréciable à l'hôpital universel de Lemberg.

L'antipyrine en solutions à 10/20, injectée dans le tissu cellulaire sous-cutané par Germain Sée[3] en 1887, paraît avoir agi efficacement dans certains cas de névralgies et même de névrites, mais elle provoque souvent des œdèmes douloureux, et ne renouvelle pas ses succès entre les mains de Verneuil, Dieulafoy, Lereboullet, Albert Robin[4]. D'autre part, ce dernier auteur publie plusieurs observations de sciatiques et névralgies améliorées et opérées par des injections de suc testiculaire et surtout par celles de glycéro-phosphates, qui auraient, dit-il, sur le nerf, une action à la fois sédative et tonique, procédé qui est à rapprocher de celui de Glorieux,

[1] Besnier, *Société de Thérapeutique*, novembre 1877.

[2] Piotrowski, *Compte rendu, Société de Biologie*, Paris, 1893.

[3] Germain Sée, Académie des Sciences, 11 juillet 1887.

[4] Albert Robin, *in* thèse Billard, Paris, 1896.

de Bruxelles, qui injectant le phosphate de soude, obtint 7 cas de guérisons sur 10 névralgies du trijumeau.

De tous ces traitements, quelques-uns sont rayés définitivement du domaine de la science, d'autres au contraire y jouissent encore d'une faveur justifiée tels surtout que le massage, la révulsion, l'électricité.

Nous signalerons encore deux méthodes que nous avons volontairement omises jusqu'ici, pour les étudier avec quelque détail : les injections d'eau pure de Potain, et la congélation de Debove. En 1869, le professeur Potain[1] eut l'idée de pratiquer, chez ses malades atteints d'affections douloureuses de toute nature, des injections d'eau, de 8 à 10 gouttes chacune, à raison de 10, 12 et même 15 injections en une séance, aux points maximum de douleur. Aussitôt après, le malade éprouvait une vive brûlure qui durait de vingt à trente secondes, puis disparaissait subitement, ainsi que la douleur précédente, souvent d'une façon définitive, et si bien que le malade lui-même demeurait étonné d'une guérison si soudaine. De même, chez un malade atteint de colique néphrétique, deux injections faites aux deux foyers douloureux : région lombaire droite, et testicule du même côté, le soulagement fut immédiat.

D'autre part, Debove[2], en 1884, cherchant un moyen de révulsion, qui pût agir sur une grande étendue dans le domaine du sciatique, eut recourt à la

[1] Hékimiau, thèse de Paris, 1872.

[2] Debove, *Bull. et mém. de la Société méd. des Hôpitaux de Paris*, séance du 8 août 1884.

congélation de la peau, dont les fontions revenaient du reste progressivement à l'intégrité, et dont les escarres mêmes possibles n'offraient pas un inconvénient sérieux, puisque le cautère est un traitement classique de la maladie.

L'agent employé fut le chlorure de méthyle, qui donne un froid de 23 degrés et dont l'emploi est relativement facile grâce aux siphons où on le conserve. Dans toutes les névralgies où la douleur est l'élément capital, des résultats furent obtenus instantanés et durables ; le maximum des accidents fut une légère vésication ; la peau congelée éprouvait une douleur moindre que dans la cautérisation ignée, et la décongélation était suivie d'un degré plus ou moins accusé d'érythème.

De tous ces moyens, le dernier est peut-être, à l'heure actuelle, le plus employé (à Lyon du moins), principalement dans les cas anciens, rebelles aux autres agents de révulsion, la cautérisation ignée en particulier. Nous verrons plus loin s'il n'y a pas lieu de lui adresser quelques critiques, non compris, bien entendu, les cas où il échoue entièrement. Pour être complets, nous ferons remarquer après M. le professeur agrégé Roque, les services que pourraient rendre les cures de Beaume, près Valence, et du Martouret, près Die, si l'organisation de ces stations thermales était moins défectueuse. Nous arriverons enfin à l'étude d'un procédé dont nous avons fait, après des praticiens éminents et consciencieux, des preuves qui peuvent le recommander à l'attention des malades et des médecins.

CHAPITRE III

LES INJECTIONS GAZEUSES

Historique.— Bien que l'air, comme milieu, ait été considéré de tout temps comme jouant un rôle immense dans la physiologie et la pathologie de l'homme, Monro semble être le premier chirurgien qui ait étudié expérimentalement l'influence de ce fluide sur les plaies et les phénomènes que produit son introduction dans les différentes cavités du corps. C'est ainsi que, dans son ouvrage sur les bourses muqueuses, publié en 1799 à Leipzig, il traite de l'influence de l'air dans les cas de plaies pénétrantes du crâne, de la poitrine, de la vessie, du péritoine, et il attribue leur gravité au contact prolongé de cet agent. Cette idée lui suggéra même plusieurs expériences qu'il indique sans les préciser, mais qui l'amenèrent à cette conclusion que la gravité des blessures tient plus au temps et à la manière *(modo)* dont les viscères ont été exposés à l'injure *(injuria)* de l'air qu'à tout autre facteur. Et, plus tard, en 1758. ayant proposé la thoracentèse pour un cas de pneumothorax, toujours imbu des mêmes idées, il faisait la recommandation minutieuse et précise de chasser avec soin l'air de la plaie opératoire.

John Bell, en 1812, dans son *Discours sur la nature et le traitement des plaies* (p. 265), s'occupa de l'emphysème traumatique, général ou partiel, survenant après une fracture de côté, une plaie pénétrante de poitrine ou une effraction pulmonaire. Sans regarder la présence de l'air dans le tissu cellulaire, comme entièrement inoffensive, il dit à ce sujet que le danger n'est pas en rapport avec la gravité apparente des symptômes qui, dans les circonstances même les plus alarmantes, disparaissent avec rapidité.

John Davy rapporte plusieurs observations de pneumothorax dans les *Archives générales de médecine*, de 1824, p, 104; il ne s'occupe pas de l'action de l'air dans l'économie, mais il publie le résultat de ses études sur la composition des gaz qui ont séjourné dans les cavités naturelles ou accidentelles du corps. A ce propos, il rend compte des expériences qu'il a faites sur des animaux et des analyses de gaz qu'il a pu recueillir pendant la vie et après la mort chez des individus atteints de pneumothorax et dont la composition s'éloigne beaucoup de celle de l'air.

Les phénomènes essentiels sont, dans un cas de pneumothorax, la disparition à peu près totale de l'oxygène et la production d'azote et d'acide carbonique.

Ces faits amenèrent Davy à étudier les variations de la composition de l'air dans une plèvre saine. Ayant injecté d'air la plèvre d'un chien, et ayant sacrifié l'animal une heure après, il retira le gaz *sous l'eau* et obtint les différences suivantes.

	Gaz injecté	Gaz retiré
O	20,80	7,0
Az	79,20	93,0
CO^2	»	traces

Donc, l'oxygène avait diminué, et l'azote augmenté proportionnellement à cette diminution.

Astley Cooper injecta l'air dans les tissus, pour montrer l'innocuité de cette pratique et ses expériences furent corroborées par Finley. Mais les physiologistes Bichat et Dysten surtout, montrèrent les dangers de l'introduction gazeuse dans les veines, ainsi que le professait Morgagni, et que le publia en 1830 l'Académie des sciences, après une célèbre discussion. Cependant, Magendie introduisit, en procédant lentement, 40 litres d'air dans les veines d'un cheval, sans dommage pour l'animal, prouvant ainsi que le danger tenait à une action mécanique brusque, par division de la colonne sanguine. En 1856, une nouvelle discussion s'éleva à l'Académie de médecine, à propos de la ténotomie sous-cutanée et de la théorie de l'innocuité de cette opération.

Action physiologique et pathologique. — Enfin, en 1859, MM. Leconte et Demarquay ont publié, dans les *Archives générales de médecine*, le compte rendu d'expériences admirablement conduites, concernant l'action physiologique et pathologique des gaz injectés dans les tissus des animaux vivants.

Nous donnerons, résumées les conclusions auxquelles ils sont arrivés :

1° L'air, l'azote, l'hydrogène, l'acide carbonique, l'oxygène ne produisent aucun effet nuisible lorsqu'ils sont introduits dans le tissu cellulaire sous-cutané ou dans le péritoine ;

2° Tous ces gaz sont résorbés après un temps plus ou

moins long lorsqu'ils sont introduits dans le tissu cellulaire sous-cutané, et avec une rapidité qui varie de quarante-cinq minutes (CO^2) jusqu'à plusieurs semaines. (Az). La rapidité est, dans l'ordre : CO^2, O, H, air, Az ;

3° Un gaz, injecté dans le tissu cellulaire ou dans le péritoine, détermine constamment une exhalation des gaz que renferme le sang et les tissus ;

4° Il se produit après l'injection des gaz, des mélanges plus faciles à résorber, que le gaz le moins résorbable qui y est contenu, de telle sorte que la résorption de ce dernier ne commence que quand il est déjà mêlé en certaines proportions avec les autres gaz exhalés ;

5° L'exhalation des gaz, surtout dans le péritoine, est plus considérable à jeun ;

6° La rapidité de l'absorption n'est pas modifiée par l'état de jeune ou de digestion ;

7° De tous les gaz injectés, l'hydrogène est celui qui détermine la plus grande exhalation des gaz du sang ;

8° La rapidité de la résorption des gaz par le sang n'est pas toujours en rapport avec leur solubilité dans l'eau (Az. et H) ;

9° Si, dans les injections d'air dans le tissu cellulaire et dans le péritoine, il y a constamment absorption d'oxygène et exhalation d'acide carbonique ce qui, sous ce rapport, rapproche ce phénomène de la respiration pulmonaire, l'on ne saurait cependant considérer ces deux faits physiologiques comme identiques car, dans le cas des injections, les rapports varient entre l'oxygène absorbé et l'acide carbonique exhalé.

Applications thérapeutiques. — L'on se rend

compte qu'elle en est toute l'importance, mais l'on demeure étonné que ces auteurs, ayant surtout en vue l'application pathologique, n'aient pas songé à se transporter dans le domaine thérapeutique à la suite de pareilles expériences.

Ce côté de la question nous paraît avoir été abordé seulement par notre maître, M. le Dr Cordier, chirurgien en chef de l'Antiquaille, qui raconte volontiers l'anecdote suivante d'une époque déjà éloignée, où il occupait les fonctions de chef de clinique dans le service de Desgranges ; un externe chargé par lui de pratiquer avec l'aspirateur Potain, une ponction dans une hydarthrose très douloureuse du genou ; ayant fait fonctionner à rebours le jeu des soupapes, la carafe se remplit d'air sous pression, qui pénétra dans l'articulation, à l'ouverture de l'appareil et, non seulement le dommage fut nul pour le malade, mais on observa aussitôt une sédation nette des phénomènes douloureux. Le fait ne tira pas davantage à conséquence et il ne lui fut attribué d'intérêt qu'à titre de léger accident, plutôt heureux dans ses suites.

Beaucoup plus tard, en 1894, M. Cordier, frappé par les résultats obtenus dans les névralgies et les sciatiques, en particulier, par le procédé de l'élongation, mais aussi des dangers présentés par cette méthode conçut l'idée de pratiquer cet étirement, non plus sur le tronc nerveux lui-même, mais sur ses extrémités phériphériques, par la distension brusque des mailles du tissu connectif que suivent les terminaisons amyéliniques, jusque dans leurs dernières expansions.

Dans un même ordre d'idées, il songea à obtenir

une action trophique possible pour le traitement des maladies cutanées (eczéma, psoriasis, etc.,) et des expériences nombreuses furent alors tentées sur diverses espèces d'animaux (chiens, cobayes, lapins), insufflés jusqu'aux limites extrêmes, d'où il ressortit clairement l'innocuité absolue des gaz inertes (hydrogène, azote, acide carbonique) ou chargés de matières médicamenteuses (menthol, formol, éther; aldéhydes diverses) quand on les introduit ainsi sous la peau.

Chez l'homme, les résultats ne furent pas entièrement satisfaisants, pour ce qui concerne la thérapeutique dermatologique, et la question est encore à l'étude, reprise et poursuivie par son auteur, qui compte en tirer néanmoins un parti fort avantageux, grâce à certaines modifications dont il n'est point temps ni le lieu de parler ici.

Par contre, ces injections parfaitement indolores, et fort bien tolérées des malades, aboutirent presque toujours à une sédation nette sur la plupart des phénomènes douloureux (sciatiques, lumbago, coup-de-fouet, névralgie de la branche fémoro-cutanée liée à l'orchite ou à l'annexite, névralgie du trijumeau, etc.), et provoquèrent une action modificatrice heureuse, dans nombre de troubles trophiques tels que dermites et ulcères variqueux, mal perforant plantaire, etc.

Nous pouvons d'ores et déjà faire prévoir qu'il sera publié concernant ces diverses actions des communications importantes et relaté des faits probants et nombreux. Pour nous, fidèle à notre programme, nous nous bornerons à étudier ici la façon dont on peut appliquer cette méthode au traitement des sciatiques en général, et nous allons exposer tout d'abord les faits tels qu'ils ont été observés, tant par M. le professeur Cordier lui-même dans son service de l'Antiquaille que par M. Piery, chef de clinique dans le service du professeur Bondet et en ville, par nous enfin dans divers services de l'Hôtel-Dieu.

CHAPITRE IV

OBSERVATIONS

OBSERVATION I

(Due à l'obligeance de M. le Dr Cordier.)

Consultation gratuite de l'Antiquaille.

Mme Caroline B.. , cinquante-trois ans. Mariée à trente ans, deux enfants vivants. Jamais de maladie grave. Ne sait rien de précis sur ses antécédents héréditaires. Une sœur atteinte d'une maladie de cœur, après un rhumatisme articulaire aigu.

Personnellement, jamais de rhumatismes.

Vient à la consultation, le 26 avril 1895.

Elle a ressenti, il y a trois semaines, une douleur dans la région lombaire et la cuisse gauche; elle attribue ces douleurs à l'humidité et au froid ; elle aurait, en effet, lavé du linge pendant tout un jour dans la Saône, travail qui ne lui était pas habituel. Dans tous les cas c'est le lendemain même que les douleurs se sont manifestées, dans la région lombaire d'abord ; elles se sont irradiées dans la cuisse, les jours suivants. Sur les conseils d'un pharmacien, elle a fait des applications de térébenthine, puis elle a placé un topique vésicant sur la cuisse gauche, le tout sans résultat. Elle est arrivée avec peine à la consultation, s'appuyant sur le bras d'une voisine; elle vient pour rentrer à l'hôpital. Rien au toucher rectal ni au toucher vaginal. Points de Valleix très douloureux. Signes de Bonnet et de

Lasègue nets. On lui fait immédiatement trois injections d'acide carbonique, l'une dans la région lombaire, l'autre au niveau de la cuisse, la troisième au niveau de la tête du péroné, c'est-à-dire dans les trois régions où la malade accuse les douleurs les plus vives. Ces injections de 2/3 de litre environ sont suivies de massage.

Le soulagement est immédiat ; il est tel que la malade demande à rentrer aussitôt dans sa famille.

Elle revient sept ou huit jours après car les douleurs ont reparu, quoique beaucoup moins vives. On pratique une nouvelle injection dans la jambe seulement, et la malade rentre à pied chez elle ; nous l'avons revue quelques semaines après ; la guérison avait été définitive.

A noter que la malade avait des varices dans cette jambe gauche, et qu'on n'avait pas osé provoquer une distension trop grande des tissus, ni surtout exercer un massage très énergique à ce niveau.

OBSERVATION II

Dr Cordier *(Consultation gratuite de l'Antiquaille.)*.

Veuve F..., quarante-six ans.

21 août 1896. — Femme mariée, sans enfant. N'a jamais eu de grossesse. A été atteinte, il y a neuf ans, d'une sciatique droite qui a persisté six mois malgré tous les traitements employés. Les mêmes phénomènes ont reparu depuis cinq semaines.

La douleur, survenue sans cause connue, était d'abord localisée à la fesse et à la cuisse droites ; peu à peu, elle s'est étendue à la jambe et à la région lombaire du même côté. La malade marche avec peine, *en saluant*, elle pose le pied à plat sur le sol, la pointe déviée en dehors. Abaissement marqué du pli fessier. Atrophie musculaire nette de la cuisse et de la jambe; cette atrophie, remarquée par la malade, remonterait à sa première sciatique.

Les douleurs reviennent par accès ; elles sont surtout vives la nuit, et se font sentir particulièrement sur la face externe de la jambe et sur la face dorsale du pied.

Pas de varices apparentes. Pas de troubles de la sensibilité, mais sensation permanente de froid humide dans tout le membre.

Injection pratiquée seulement dans la jambe avec l'acide carbonique. Le soulagement n'a pas été immédiat, mais la nuit suivante la malade a souffert beaucoup moins dans cette région, qui était la plus douloureuse. Par contre, les douleurs paraissent plus vives dans la région lombaire. On pratique donc dans cette région et à la cuisse deux injections qui aboutissent à un soulagement très notable et définitif, encore que les douleurs n'aient pas entièrement disparu. La malade est revenue quelques semaines plus tard pour accompagner une voisine atteinte, elle aussi, de sciatique.

OBSERVATION III

(Dr Cordier, *Consultation gratuite de l'Antiquaille.*)

Marie M..., quarante ans. — Cette personne vient à la consultation pour une sciatique qui remonte à un mois et demi.

Mariée : trois enfants bien portants, en a perdu deux en bas âge (diphtérie), n'a pas connu ses parents qui sont morts jeunes. Rien d'intéressant dans ses antécédents personnels, pour l'affection qui nous occupe.

Elle ne sait à quoi attribuer ses douleurs, qui sont survenues brusquement et n'ont été améliorées ni par des frictions avec divers liminents, ni par l'application d'un vésicatoire. L'antipyrine seule l'a soulagée un peu. Rien au toucher vaginal ni rectal. Varices aux deux jambes. Sensation de froid du côté atteint. Abaissement du pli fessier, attitude caractéristique. La marche est difficile, elle se fait sur le talon, la pointe du pied dévié en dehors. Points de Valleix douloureux. Signes de Lasègue et de Bonnet très nets. Un peu d'atrophie apparente de la cuisse. La douleur est surtout vive au-dessous des muscles fessiers.

4 septembre 1896. — On fait deux injections d'air : l'une dans la région lombaire, l'autre dans la cuisse, au-dessous des muscles fessiers et l'on masse énergiquement. La malade est très nettement soulagée ; elle marche mieux, se tient plus droite.

7 septembre. — La malade revient à la consultation; elle souffre très peu dans la région lombaire, peu dans la cuisse, mais les douleurs sont très vives dans la jambe, surtout autour de la malléole externe, dans une région par conséquent où l'on n'avait pas fait d'injection. On pratique donc une injection d'air dans la jambe seulement car, à la cuisse, les gaz ne sont pas encore complètement résorbés.

11 septembre. — La malade revient une fois encore à la consultation, se plaignant de douleurs à la région lombaire, où une nouvelle injection d'air est pratiquée avec un succès définitif. La guérison s'est maintenue et les douleurs n'ont pas reparu.

17 octobre 1896. — Cette personne conduit elle-même à la consultation une amie également atteinte de sciatique.

OBSERVATION IV

(Dr Cordier, *Consultation gratuite de l'Antiquaille.*)

Antoinette S..., tisseuse, vingt-neuf ans.

Célibataire. Un enfant de dix ans, vivant et bien portant.

17 octobre 1896. — Elle vient à la consultation pour une sciatique gauche qui remonte au mois de mai. Elle est

amenée par la malade précédente, Marie M... Les douleurs ne sont pas très vives pendant le jour, et la marche est encore possible ; mais elles sont intolérables la nuit, au point d'empêcher presque tout sommeil.

Très intenses sur tout le trajet du sciatique gauche, elles présentent leur maximum d'acuité à la face externe de la cuisse, avec sensations très pénibles de brûlure et de cuisson. Pas de varices apparentes. Signes de Lasègue et de Bonnet. Points de Valleix à la pression. La malade a essayé de nombreux traitements sans résultat appréciable. Elle porte le long du membre des traces de stypages, elle a pris du bromure et de l'iodure à doses élevées, sans succès. L'antipyrine lui réussit davantage et lui procure, avec la morphine, un peu de sommeil.

On pratique des injections d'hydrogène, 1 litre environ, l'une à la région fessière, l'autre à la partie externe de la cuisse, une troisième à la partie postérieure de la jambe. Massage consécutif. Pas de soulagement sensible immédiat, mais pendant la nuit, les douleurs ont été moins vives, et cet état s'est maintenu.

23 octobre. — La malade revient à la consultation ; les douleurs ont reparu très vives. On lui fait des injections d'air en trois points, comme précédemment, ce qui amène un soulagement notable.

Dans le courant de novembre, deux fois la malade est revenue se faire traiter, et toujours elle a été améliorée.

En décembre, elle revient de nouveau et obtient cette fois une guérison qui a été définitive, les améliorations successives précédentes ayant été chaque fois plus durables.

On a injecté successivement l'hydrogène, l'air, l'acide carbonique, sans noter de différence dans l'action de chacun de ces gaz.

OBSERVATION V

Résumé et diagnostic : *Sciatique symptomatique double. Hémianesthésie sensitivo-sensorielle droite. Cataracte et choroïdo-rétinite de l'œil droit.*

Louise P..., trente et un ans, lingère, entrée le 7 janvier 1901. Salle B. Teissier, n° 7.

Chef de service, M. Bondet.

Mère morte à soixante-six ans (néoplasme utérin). Père vivant, soixante-huit ans. Frère mort à vingt-huit ans d'une méningite. Mariée, un enfant mort à trois mois, n'étant pas venu à terme. Mari bien portant. Réglée à treize ans. Depuis, menstruations peu abondantes, douloureuses. Pertes blanches. Pas d'alcoolisme.

Malade depuis cinq jours; en se levant un matin, fut prise d'une douleur violente dans les reins et à la cuisse gauche. A été obligée de se remettre au lit, et ne s'est pas relevée depuis. Souffre continuellement, et d'une façon très intense; elle présente en outre, des accès paroxystiques. Dans son lit, décubitus latéral droit, les cuisses en adduction et flexion sur le bassin. Points de Valleix douloureux. Signes de Lasègue et de Bonnet.

La malade souffrant beaucoup et ne pouvant se tourner, l'examen reste sommaire. On note sur le membre malade, particulièrement à la cuisse, des varicosités veineuses superficielles assez développées.

9 janvier. — (M. Pic). Toucher vaginal, très difficile à pratiquer à cause des souffrances et du décubitus latéral. Le toucher rectal fait sentir l'utérus en rétroflexion, dur, bosselé, douloureux. Traitement par cataplasmes belladonés, et le pyramidon 30 centigrammes. Les phénomènes douloureux persistent assez intenses pour faire crier la malade.

Hyperesthésie considérable dans toute la jambe gauche. Réflexes rotuliens exagérés des deux côtés

16 janvier. — (M. le professeur Pic). La malade allant un peu mieux, on l'explore davantage; elle marche en saluant, pied en équerre. Abaissement du pli fessier. Scoliose latérale. Abolition du réflexe du tendon d'Achille. Troubles de la sensibilité. Hyperesthésie à la piqûre. Fourmillement et engourdissement des membres. Utérus en rétroflexion adhérente; à la percussion du rachis, douleur à la région sacrée. Réflexes rotuliens exagérés; trépidation épileptoïde; les douleurs sont amendées par le traitement, et la malade est envoyée en chirurgie où M. le professeur Durand lui pratique le redressement de son utérus et lui met un pessaire.

1er mars. — La malade revient du service de chirurgie. Pas d'amélioration très notable; elle présente actuellement des phénomènes douloureux des deux côtés (signe de Lasègue) bilatéral; douleurs spontanées, plus intenses à droite qu'à gauche; les points douloureux provoqués sont atténués à gauche. A droite, points, ischiatique, fémoral, poplité, péronier. Point douloureux à la pression, au niveau de la colonne (partie inférieure du sacrum).

3 mars. — Injection d'air à la région fessière (six coups de pompe) et à la partie postérieure de la jambe droite. Massage consécutif.

4 mars. — La malade dit avoir éprouvé, du fait de l'injection même, une sensation un peu pénible, d'engourdissement et de pesanteur, mais aujourd'hui, les douleurs anciennes ont complètement disparu.

5 mars. — La malade dit être entièrement guérie dans la jambe droite, qui est celle dont elle souffrait surtout après son opération.

6 mars. — Persistance de l'amélioration. La malade peut se promener maintenant sans souffrir.

10 mars. — Les douleurs n'ont pas reparu. La malade, dont le rétablissement est définitif, sort sur sa demande, pour reprendre ses occupations journalières.

OBSERVATION VI

Sciatique névrite droite.

Ed. F..., vingt-sept ans. Watmann. Salle Saint-Augustin, n° 22. Entré le 4 mars 1901. Clinique de M. Bondet· Chef de service, M. Pic.

Père et mère morts d'affections indéterminées. Deux sœurs mortes en bas âge. Trois frères en bonne santé.

Personnellement, pas d'alcoolisme ni de syphilis.

Le malade fait remonter son affection actuelle à trois ans ; au régiment, après avoir fait, dit-il, des exercices de saut, il commença, deux à trois jours après, à souffrir de la jambe droite. Envoyé à l'hôpital pour sciatique, il fut dirigé en chirurgie où on le mit dans un silicate avec traction, pendant vingt jours.

A sa sortie, il souffrait moins, mais sa jambe était faible et toujours un peu douloureuse. Jamais de tuméfaction ni de température.

Ce n'est que depuis le mois de décembre, que la faiblesse, ainsi qu'une atrophie déjà remarquée à la levée du silicate, ayant fait de grands progrès, le malade s'est vu obligé de quitter son travail.

Au repos, quelques légères douleurs. Un peu d'engourdissement.

Pendant la marche, ne boite que s'il est fatigué, à la fin de la journée, par exemple.

A l'examen, marche sans boiter ni saluer. Pas d'abaissement du pli fessier. Léger aplatissement de la fesse.

Au lit, un seul point douloureux au niveau de la fesse. Signe de Bonnet douteux. Signe de Lasègue net. Réflexe rotulien un peu exagéré. Pas de troubles de la sensibilité. Troubles trophiques très accusés : mensuration à 13 centimètres au-dessous de la rotule :

A droite . . . . . . 31 centimètres.
A gauche. . . . . 33 —

A 15 centimètres au-dessus :

A droite . . . . . . 41 centimètres.
A gauche. . . . . 43 —

On fait en quinze jours trois siphonages au chlorure de méthyle le long du sciatique. Le malade affirme n'en avoir retiré aucune amélioration appréciable.

27 mars. — Injection d'air à la région fessière droite et à la région poplitée. Massage consécutif.

30 mars. — Légère gène du fait de l'injection, sensation d'engourdissement, un peu d'agitation la nuit.

2 avril. — La douleur qui diminuait progressivement a aujourd'hui complètement disparu, aussi bien au niveau de la fesse qu'au niveau de la jambe.

6 avril. — La nuit dernière le malade a eu de nouveau quelques douleurs dans le genou droit.

9 avril. — Le malade, qui ne souffre plus que de quelques douleurs très légères dans le genou droit, se dit guéri et demande à sortir.

OBSERVATION VII

Diagnostic et résumé : I. *Névrites périphériques Pseudotabes*. II. *Syringomylie probable à forme de panaris analgésique des membres inférieurs (type Morvan inférieur)*. III. *Troubles trophiques des extrémités inférieures*.

Françoise N..., trente sept ans, salle Benedict. Teissier (service de M. Bondet), chef de service, M. Barjeon. Entrée le 20 mars 1901.

Pas d'antécédents héréditaires. Mariée à vingt-deux ans, eut un enfant qui mourut un mois après d'affection indéterminée. Jamais de fausses couches. Mari mort à cinquante-cinq ans de cardiopathie. Pas d'accidents spécifiques.

De vingt-deux à vingt-sept ans, faiblesse considérable des jambes, la gauche surtout qui se dérobait parfois sous elle. Lorsqu'un matin elle s'aperçut que ses jambes étaient couvertes de grosses phlyctènes venues subitement pendant la nuit, qui laissèrent à leur place des ulcérations par lesquelles s'éliminèrent des séquestres osseux des premiers métatarsiens. Elle resta trois ans sans pouvoir marcher et commença, dès ce moment, à souffrir dans les jambes et les pieds de douleurs très vives, semblables à des piqûres, et passant comme des éclairs, plus vives toujours à gauche qu'à droite.

Actuellement, la malade marche difficilement, en s'appuyant, mais ne talonne pas, ne lance pas la jambe, pas d'ataxie statique, pas d'incoordination des mouvements, diminution du sens musculaire, disparition complète des réflexes. Pas de signe d'Argyl-Robertson. Troubles trophiques très marqués aux deux pieds qui sont mutilés et déformés. Anesthésie complète jusqu'à 10 centimètres au-dessus des genoux. Troubles sensitifs et trophiques cutanés. Thermo-anesthésie.

Avril 1901. — La malade paraît assez améliorée par les bains sulfureux. Cependant elle se plaint de douleurs assez vives dans la partie inférieure de la jambe gauche et dans l'articulation tibio-tarsienne du même côté; les douleurs sont à prédominance nocturne; la palpation du tibia est surtout douloureuse, sa crête est rugueuse, mais sans augmentation nette du volume de l'os.

La malade localise elle-même ses douleurs dans le tibia.

4 mai 1901. — Injection d'air filtré à la face interne de la jambe gauche, au tiers inférieur (six coups de pompe, massage consécutif).

5 mai. — La malade s'est plaint dans la journée d'une sensation de lourdeur, mais les douleurs ont disparu.

OBSERVATION IX

Eugène C., quarante-quatre ans, boulanger, entré le 4 septembre 1901, salle Saint-Augustin, n° 38, M. Bondet, chef de service.

Père et mère morts âgés, d'affections inconnues. Six frères et deux sœurs bien portants. N'a jamais été malade. Entre à l'hôpital pour une affection qui aurait débuté au mois de mai par des douleurs très vives dans la hanche ; le malade continua son travail, néanmoins avec des périodes d'interruption, puis il dut s'aliter au mois de juillet dernier.

Actuellement, le malade accuse une vive douleur de la hanche droite, s'irradiant à la partie postérieure de la cuisse, au creux poplité, et parfois jusqu'à la région du cou-de-pied. La marche est impossible.

A l'examen, on constate un certain degré d'abaissement du pli fessier gauche, un aplatissement de la fesse correspondante, de la douleur à la pression dans la région trochantérienne. Signes de Lasègue et de Bonnet positifs ; la sensibilité paraît normale, mais les réflexes sont exagérés et il existe un peu d'atrophie du membre inférieur gauche. L'état du malade est tel qu'il a dû se rendre à l'hôpital en voiture, et qu'il n'ose remuer dans son lit par appréhension d'exaspérer sa douleur.

5 septembre. — On pratique une injection d'air stérilisé en trois points : au niveau de la fesse, à la partie externe de la cuisse et au mollet. Massage consécutif qui répartit la masse gazeuse le long du trajet du sciatique.

6 septembre, — Amélioration notable. Le malade peut s'asseoir facilement dans son lit ; ses douleurs sont moins vives.

8 septembre. — Amélioration persistante ; cependant, la marche se fait difficilement et les douleurs spontanées sont encore vives.

11 septembre. — Nouvelle injection en deux points : à la fesse et à la jambe, massage consécutif.

13 septembre. — L'amélioration fait des progrès sensibles au dire même du malade.

19 septembre. — Il n'existe plus que quelques légères douleurs à la pression ; le malade demande à sortir pour reprendre son métier à Semous, son pays natal.

4 février 1902. — Nous avons reçu des nouvelles de ce malade dont la guérison est parfaite et définitive.

OBSERVATION X

Rhumatisme polyarticulaire subaigu et sciatique double.

F... François, cocher, trente ans.

Entré le 8 mai 1901. Salle Saint-Augustin, n° 18, chef de service, M. Châtin.

Rien dans ses antécédents héréditaires. Fièvre typhoïde au régiment. Début de l'affection actuelle il y a dix-sept jours, subitement par une douleur dans les deux jambes et dans la région lombaire. Articulations intactes. Cependant, le malade est légèrement amélioré par le salicylate.

Actuellement, douleur sur le trajet des sciatiques. Points trochantérien et péronier. Le mouvement de Lasègue est douloureux; pas de changement du pli fessier; signe de Bonnet douteux. Démarche lente, mais peu caractéristique. Pas de signe d'atrophie. Sensation de courbature dans la région lombaire, mais pas de douleur vraie à la percussion.

L'antipyrine a considérablement amendé les douleurs dans tout le côté gauche; il persiste seulement une région très douloureuse au niveau de l'articulation coxo-fémorale droite.

1er juin. — Injection d'air filtré à ce niveau.

3 juin. — Le malade souffre beaucoup moins au niveau

de sa hanche droite, mais la guérison n'est pas absolue quand il quitte l'hôpital.

OBSERVATION XI

Sciatique droite. Ethylisme avéré.

., vingt-quatre ans. Entré le 10 juillet 1901. Chef M. Châtin.

ıs ses antécédents héréditaires. Dit avoir été tou-.ade jusqu'à l'âge de vingt-deux ans. A eu des (récidivantes de nature indéterminée. Alcoolisme maalpitations fréquentes et dyspnée d'effort.

.ur assez vive à l'émergence du sciatique droit; éga-pl au niveau du mollet. Signes de Lasègue et de se.t positifs. Pas d'atrophie musculaire.

e juillet. — Injections d'air filtré au niveau des deux points douloureux. Massage consécutif.

11 juillet. — Le malade dit être très notablement soulagé. Il marche sans souffrir, et descend se promener dans la cour.

12 juillet. — Le malade a souffert légèrement cette nuit.

13 juillet — Amélioration persistante.

20 juillet. — Les douleurs sont revenues, assez marquées au niveau du mollet surtout. Nouvelle injection d'air, en arrière du grand trochanter et au niveau du mollet.

24 juillet. — A la suite de cette deuxième injection, les douleurs spontanées, les seules qui persistaient, ont à peu près complètement disparu. Le malade se dit guéri et demande à sortir.

OBSERVATION XII

Sciatique droite.

P... Claude, trente-quatre ans, mécanicien. Entré le 29 octobre 1901, salle Saint-Augustin n° 49.

Rien dans ses antécédents héréditaires. Personnellement, fièvre typhoïde à quatorze ans. A dix-huit ans, douleurs dans la région lombaire traitées par la cautérisation et n'ayant laissé aucune déformation. Pas de rhumatisme, de syphilis, ni d'alcoolisme. L'affection actuelle a commencé le 1er octobre dernier sans cause appréciable par des lancées très douloureuses le long du sciatique jusqu'à la cheville. Actuellement, la palpation met en évidence sur ce trajet les points douloureux de Valleix ; signes de Bonnet et de Lasègue positifs. Marche en saluant, pieds en équerre. Aplatissement de la fesse droite et abaissement du pli fessier. Pas de scoliose. Atrophie musculaire assez marquée. Pas de troubles de la sensibilité.

6 novembre. — Pulvérisation au chlorure d'éthyle. Pas de sédation bien notable dans les phénomènes douloureux.

14 novembre. — Nouveau siphonage. Amélioration très légère.

20 novembre. — Points de Valleix toujours douloureux. Signes de Bonnet et Lasègue toujours positifs. Marche pénible, en saluant. Injection d'air pratiquée par M. Piery : trois piqûres : l'une à la fesse, l'autre au-dessous du creux poplité, la troisième à la partie inférieure de la jambe.

21 novembre. — Les douleurs ont très notablement diminué. La marche est facile et le malade dit lui-même être amélioré davantage que par les siphonages. Lasègue moins douloureux.

1er décembre. — Injection d'acide carbonique. Nouvelle amélioration qui se poursuit jusqu'au 20 décembre où le malade demande à sortir pour reprendre son travail.

OBSERVATION XIII

(Due à l'obligeance de M. Piery.)

Sciatique double rebelle. Guérison instantanée.

M..., manœuvre à Bourgoin, quarante-six ans.

Pas de maladie antérieure, si ce n'est une première sciatique, il y a huit ans, ayant duré six mois, et cédé, dit le malade aux eaux d'Aix. Stigmates névropathiques. Il y a deux mois, seconde attaque de sciatique à la suite derefro i-dissement. Début à gauche, puis extension à droite. Le malade a vainement essayé des traitements variés et nombreux (frictions, emplâtres, vésicants, passes magnétiques).

Actuellement (2 novembre 1901), points de Valleix des deux côtés, de même Lasègue et Bonnet nets. Dans les mouvements de flexion du corps en avant, douleur rétro-trochantérienne très vive. Marche fort pénible, suscitant des douleurs le long du sciatique droit et gauche.

Quatre injections gazeuses sont pratiquées, deux de chaque part, l'une à la région rétro-trochantérienne, l'autre à la partie inférieure de la région lombaire. Disparition brusque et totale des phénomènes douloureux.

10 novembre. — Le malade se dit complètement guéri et songe à travailler malgré un très léger endolorissement lombaire droit. Il a soulevé il y a trois jours un poids de 50 kilogrammes, alors qu'il ne pouvait auparavant se baisser entièrement. Injection nouvelle à la région lombaire.

22 janvier 1902. — Le malade revu dit avoir été définitivement soulagé par sa dernière injection; mais, d'après les conseils reçus, il n'a repris son travail que huit jours plus tard. Il éprouva une fois encore, à l'occasion d'une grande fatigue, un point lombaire fugace qui n'a plus reparu et ne l'a pas empêché d'exercer son métier très pénible.

OBSERVATION XIV

Névralgie sciatique gauche. — Artério-sclérose au début Névropathie.

Adrienne A..., cinquante-huit ans. Salle Bénédict-Tessier, n° 12.

Entrée le 19 novembre 1901. Chef de service, M. Bondet.

Mère morte, à cinquante-huit ans, de cardiopathie consécutive à un rhumatisme. Une sœur morte de maladie de cœur. Mari mort d'affection néoplasique. Rien dans ses antécédents personnels. A eu, ces dernières années, des revers de fortune et des chagrins. Quelques crises avec angoisse, agitation, chute, qu'elle attribue elle-même à son tempérament nerveux.

Le 28 septembre dernier, après avoir été exposée longtemps à la pluie, elle commença à souffrir violemment dans les reins, dit-elle, puis la douleur atteignit le membre inférieur gauche avec paroxysmes diurnes et nocturnes extrêmement pénibles. Marche considérablement gênée ; décubitus dorsal tolérable, grâce seulement à des changements de position incessants.

Elle entre enfin à l'Hôtel-Dieu.

A l'examen, un peu d'œdème prétibial dû à des varices apparentes aux jambes.

La pression sur la colonne vertébrale n'est pas douloureuse.

Au membre inférieur gauche, points de Valleix douloureux. Lasègue et Bonnet positifs. Pas d'atrophie ni de troubles de la sensibilité. On institue le traitement révulsif par les pointes de feu et le siphonage sans résultats appréciables.

20 novembre. — Injection d'air en deux points : la fesse

et la jambe. Massage. Sensation d'engourdissement et de tension.

25 novembre. — Amélioration notable; la malade dort mieux, elle s'assied et se meut facilement dans son lit.

1er décembre. — La malade se lève un peu et marche dans la salle.

5 décembre. — Nouvelle injection d'air à la région dorso-lombaire et à la jambe. Massage.

9 décembre. — La malade s'est rendue sans aide à la chapelle de l'Hôtel-Dieu, ce qui représente un trajet minimum de 150 mètres avec une trentaine d'escaliers à descendre ; elle a dû se faire soutenir au retour.

16 décembre. — La malade s'est rendue seule à la chapelle et a pu revenir sans aide. Douleurs spontanées à peu près nulles.

18 décembre. — Les souffrances ont reparu assez vives, surtout à la pression.

2 janvier. — On pratique un siphonage sans résultat.

10 janvier. — Nouveau siphonage qui produit quelques phlyctènes malgré les précautions employées. L'état de la malade n'est pas changé beaucoup.

27 janvier. — La malade demande à sortir marchant encore avec peine et souffrant surtout à la pression des points de Valleix.

OBSERVATION XV (résumée).

Marie V..., soixante-cinq ans, concierge. Salle IVme Femmes, n° 16. Chef de service, M. Roque.

Son père a eu une sciatique. Bonne santé. Deux enfants bien portants. Huit morts en bas âge.

L'affection actuelle a débuté brusquement, il y a trois mois, par des souffrances à la région lombaire, puis dans le membre inférieur gauche ; la marche était très pénible, le corps incliné en avant. Actuellement (25 janvier 1902), douleurs tolérables, ne s'étendant pas au-dessous du genou, mais la marche est à peu près impossible, pieds en équerre. Inclinaison du tronc en avant. Lasègue et Bonnet positifs. Pas de troubles trophiques, ni de la sensibilité.

1er février. — Injection d'air à quelques centimètres au-dessus du grand trochanter. Massage consécutif.

3 février. — Les douleurs spontanées ont disparu. La malade est beaucoup plus libre de ses mouvements. Douleurs à la pression persistantes.

6 février. — Nouvelle injection d'air à la région fessière. Massage. La malade est soulagée davantage.

16 février. — La malade, qui marche à peu près droite et facilement, ne pourrait pas fournir une course pénible, mais elle sort pour reprendre ses occupations ménagères.

OBSERVATION XVI

Jean-Marie V..., quarante-sept ans, verrier, salle Sainte-Marguerite, n° 12.

Entré le 2 février 1902. Chef de service, M. Roque.

Rien dans ses antécédents héréditaires ni personnels.

L'affection actuelle a débuté il y a neuf mois. Le malade, au cours de son travail, sortit couvert de sueur et resta exposé à l'air frais. Le lendemain, il se plaignit, dans la région lombo-sacrée d'une douleur qui augmenta les jours suivants et s'étendit à tout le membre inférieur droit avec des périodes de calme relatif et d'aggravation.

Depuis le début de janvier, les phénomènes douloureux sont plus marqués, ont obligé le malade à suspendre son travail et occupent très nettement le trajet du sciatique droit.

Points de Valleix douloureux. Lasègue positif. Bonnet douteux. Aplatissement du pli fessier, Pas de troubles de la sensibilité, mais la jambe droite est légèrement atrophiée (2 centimètres). On remarque à la partie postérieure de la cuisse d'énormes cicatrices produites par des pointes de feu dont l'inefficacité fut notoire.

4 février. — Injection d'air en deux points : région fessière et partie postérieure moyenne de la cuisse. Massage.

6 février. — Amélioration notable ; le malade se lève un peu et marche beaucoup plus facilement. Les douleurs spontanées ont disparu.

10 février. — Il persiste à la pression surtout un point douloureux trochantérien sur lequel est pratiquée une nouvelle injection.

17 février. — Le malade se tient debout une grande partie de la journée ; il ne souffre du côté de la fesse que lorsqu'il s'est très fatigué. Le signe de Lasègue n'existe plus. Cet ouvrier pourra sans doute reprendre son travail la semaine prochaine.

OBSERVATION XVII

Nizier B..., cultivateur, salle Sainte-Marguerite, n° 16. Entré le 31 janvier 1902.

Rien dans ses antécédents héréditaires ni personnels. Souffre depuis cinq ans de douleurs à la jambe droite, qui reviennent tous les hivers et durent un mois ou plus (55 jours l'hiver dernier). Actuellement le sciatique droit est très douloureux dans tout son trajet. Points de Valleix. Lasègue et Bonnet très positifs. Le malade souffre tellement qu'il se laisse difficilement toucher ; il dort peu, et tient constamment sa jambe en demi-flexion ; il ne peut s'asseoir dans son lit. Le traitement de Debove ne l'a pas amélioré du tout.

3 février. — Injection d'air en trois points : à la région fessière, à la partie postérieure de la cuisse et à la partie postérieure du mollet. Massage.

5 février. — Les douleurs spontanées ont disparu à la jambe et à la cuisse; le malade dort et étend sa jambe.

9 février. — Seconde injection d'air au point douloureux persistant, pré-trochantérien; la douleur spontanée est à peu près supprimée; le malade peut se lever et marcher.

17 février. — Le malade se lève à peu près toute la journée, il marche sans boiter et ne souffre que s'il se fatigue beaucoup. Il a pu hier, par un temps froid et humide, se promener dans la cour. Il compte reprendre son travail dans quelques jours.

OBSERVATION XVIII

Sciatique-névrite.

Emile A..., trente-trois ans, salle Sainte-Marguerite, nº 11. Entre le 4 février 1902.

Rien dans ses antécédents héréditaires. Tousse fréquemment depuis l'enfance. N'a jamais eu de rhumatismes. Depuis dix-huit mois, souffre dans le membre inférieur droit tout le long du sciatique, avec des paroxysmes qui durent une semaine environ et des accalmies consécutives lui permettant de reprendre son travail. Ces périodes douloureuses sont enfin devenues subintrantes et, depuis octobre dernier, la souffrance est revenue si vive que le sommeil est possible seulement après des injections répétées de morphine.

Les procédés thérapeutiques les plus divers ont été employés sans résultat : révulsifs de toutes sortes, pulvéationsris au chlorure d'éthyle, électricité. L'état du malade est lamentable, le repos est impossible, les membres inférieurs sont considérablement atrophiés, surtout le droit, qui demeure en demi-flexion, et dont l'extension est impossible. Aux poumons, expiration soufflante et prolongée aux deux sommets, congestion hypostatique des bases.

5 février. — Injection d'air à la région fessière droite, à la jambe et au mollet. Massage consécutif.

6 février. — Le malade ne souffre plus à la jambe et à la cuisse ; il a pu dormir et tenir la jambe étendue.

8 février. — Le malade s'est levé et a pu faire le tour de son lit.

9 février. — Le malade se plaint de douleurs vives dans la jambe gauche qui présente nettement le signe de Lasègue. Injection d'air à la région fessière de ce côté.

10 février. — Le membre inférieur droit est libre et indolore ; à gauche, le malade ne souffre qu'à la région lombaire, où nous pratiquons une injection.

17 février. — Le malade très amélioré se félicite des résultats obtenus et est retardé dans la marche, beaucoup plus par la faiblesse musculaire résultant de l'atrophie que par la douleur elle-même à peu près disparue.

CHAPITRE V

TECHNIQUE OPÉRATOIRE

Nous indiquerons tout de suite, avant même de commenter les faits, de quelle façon doivent être pratiquées ces injections, quel doit être le lieu d'élection, et à quelle dose approximative on devra s'arrêter. Deux points essentiels, sur lesquels nous voulons particulièrement insister tout d'abord, consistent, d'une part, dans l'innocuité absolue de la distension gazeuse, dans tous les cas, même sur les membres atteints de lésions variqueuses ou autres, d'autre part, dans l'extrême simplicité du manuel opératoire, qui n'exige aucun outillage spécial ou de maniement délicat.

Il suffira d'emprunter quelques pièces, à deux instruments que tout médecin doit avoir à sa portée : le thermocautère Paquelin et la seringue de Pravaz. La poire du thermocautère est destinée à l'insufflation; elle puise donc l'air dans l'entourage du malade, et ici intervient la question de l'asepsie, surtout importante dans les milieux hospitaliers, car nous savons depuis les travaux bactériologiques entrepris par M. le professeur agrégé Chatin, dans les salles du service de M. Bondet, que des multitudes d'agents infectieux, à type streptococcique particulièrement, se trouvent d'une façon permanente en suspension dans les espaces confinés où vivent les malades. Pour obvier à l'inconvénient d'introduire avec le gaz ces germes microbiens, au lieu d'adapter directement une aiguille de Pravaz au caoutchouc qui prolonge la poire de l'insufflateur, nous interposons un tube de verre, d'une longueur de 10 à 15 centimètres, dans lequel nous avons préalablement introduit un ou deux tampons de coton stérilisé à la flamme. Ainsi se trouve purifié l'air injecté, en vertu de deux expériences fondamentales de Pasteur, dont l'une nous apprend que l'air circulant dans un tube recourbé (et de caoutchouc dans sa longueur présente toujours forcément des replis nombreux) se purifie sur les points de courbure dont l'autre nous montre, dans le coton stérilisé, une barrière infranchissable aux impuretés atmosphériques (mode de bouchage adopté dans tous les laboratoires de bactériologie) ; l'on peut, en outre, pour sûreté plus complète, enduire ainsi que fait M. Cordier l'intérieur du tube d'une couche de glycérine, qui prévient une fuite possible entre le tampon de ouate et la paroi.

En résumé, l'appareil complet se compose d'une poire Paquelin dont le caoutchouc de prolonge s'ajuste à un petit tube de verre contenant un ou deux tampons de coton stérilisé, ce tube, par son autre extrémité, s'adapte à un nouveau tube de caoutchouc, dont la longueur est indifférente et qui porte, à son bout opposé, une aiguille de Pravaz. Chaque pression sur la poire chasse, à travers l'appareil, une certaine quantité d'air qui s'échappe par l'aiguille de l'extrémité opposée, comme il est facile de s'en rendre compte sur la flamme d'une bougie. Encore importe-t-il de mesurer approximativement au moins la valeur en volume de gaz ainsi poussé à chaque coup de pompe, c'est-à-dire chaque fois qu'est exprimée entièrement dans la main la poire de l'appareil.

Rien n'est plus simple, au moyen d'une petite expérience de physique, une fois pratiquée : on dispose sur une cuve à eau quelconque une bouteille pleine du même liquide, et de la capacité de 1 litre par exemple, la double poire de l'appareil étant entièrement exprimée et tenue à une hauteur suffisante pour empêcher l'aspiration du liquide, on introduit dans le goulot de la bouteille l'aiguille de Pravaz. Faisant jouer ensuite la soufflerie jusqu'à ce que le gaz ait entièrement remplacé le liquide dans la bouteille, on note le nombre exact de coups de pompe nécessaires pour fournir 1 litre d'air, c'est-à-dire, la valeur, en volume d'un coup de pompe. Pour les autres gaz, tels que l'hydrogène, azote, acide carbonique, la chose est plus simple encore, puisque leur jaugeage est connu pour le ballon qui les contient et, d'autre part, on les introduit facilement en adaptant à ce ballon un caoutchouc terminé par une aiguille de Pravaz, les mesures d'asepsie sont ici elles-mêmes inutiles, en raison précisément du mode de préparation.

En quel lieu maintenant et à quelle profondeur l'injection doit-elle être faite ? Il est, pour cela, une règle générale fort simple, grâce à laquelle le malade servira de guide au médecin : l'injection sera appliquée aux points les plus douloureux ; c'est ainsi, dans la sciatique par exemple, dont nous avons une plus grande expérience, que les piqûres seront faites en un ou plusieurs points, selon que le malade indique une ou plusieurs régions spécialement douloureuses; lorsque, au contraire, la douleur continue sur le trajet du nerf, occupe la longueur entière du membre, il est indiqué d'injecter plusieurs endroits choisis, de telle sorte que le massage puisse ensuite diffuser la masse gazeuse et la répartir à peu près également depuis la région dorso-sacrée jusqu'à la face dorsale du pied. M. Cordier, dans ses premières tentatives, enfonça l'aiguille assez profondément, cherchant à atteindre le voisinage du tronc nerveux; aujourd'hui, la pratique lui a appris que l'injection dans le tissu cellulaire lâche sous-cutané, à la façon d'une simple injection hypodermique de Pravaz, donnait des résultats semblables et même meilleurs, et ceci se déduit aisément de cet aphorisme physiologique, énoncé par Richet, que l'action excitatrice exercée sur un nerf centripète est d'autant plus forte qu'elle est pratiquée plus près de la périphérie et des expériences de Renaut, citées plus loin, où il est dit que l'insufflation sous-dermique amenait l'air dans les dernières limites du tissu connectif lâche.

L'expérience a montré que les meilleurs résultats s'obtiennent en injectant à la fois, c'est-à-dire en chaque point, quand la nécessité aura été reconnue de pratiquer plusieurs insufflations, en des lieux différents, — deux tiers de litre environ, mais il nous est plusieurs fois arrivé de dépasser cette quantité, sans que nous ayons eu à noter le moindre accident. Les mesures d'aseptie et d'antisepsie sont les mêmes que pour une piqûre de Pravaz (propreté et flambage de l'aiguille, toilette de la peau aux antiseptiques et à l'éther). L'aiguille est introduite isolément dans le tissu cellulaire lâche, sous les téguments légèrement pincés, en ayant soin de ne la raccorder au tube de caoutchouc qu'après avoir constaté l'absence d'hémorragie et la non-pénétration dans un vaisseau sanguin superficiel.

Il se produit instantanément, sous l'œil de l'opérateur, un emphysème sous-cutané, développé à une distance plus ou moins grande autour de l'aiguille, selon le degré de laxité des téguments; assez restreint à la région fessière par exemple, assez étendu au mollet et au scrotum, pouvant, à la région dorsale, remonter, comme l'a vu M. Cordier, jusqu'à la région cervicale, et y déterminer une certaine gêne de la déglutition. Mais jamais cette distension gazeuse n'est accompagnée de phénomènes douloureux véritables, en dehors d'une sensation vague d'engourdissement et de tension, parfois notée quelques heures après, et une douleur fugace au moment de la toux, dans quelques cas rares d'extension à la région sus-pubienne, facile à éviter. Au reste, ainsi que nous l'avons signalé déjà, le complément indispensable de la méthode est le massage. Il a pour but, non seulement de répartir en tous les points douloureux la masse gazeuse, de la faire pénétrer jusqu'aux plus délicates expansions du tissu connectif, qu'accompagnent les dernières arborisations nerveuses et favoriser ainsi l'action d'élongation de contact ou de section, mais encore de hâter la résorption et, par là, permettre, dans les cas rebelles, le renouvellement rapide du procédé. Après chaque injection, par conséquent, et ensuite, une ou deux fois par jour, partout où l'on sentira la crépitation amylacée, indice de l'emphysème sous-cutané, l'on devra pratiquer des frictions énergiques et continues, en général, très bien tolérées par le malade. La résorption, assez rapide, se fait avec un temps qui varie un peu selon le gaz injecté : plus précoce, avec l'acide carbonique (deux jours environ), elle met en moyenne, pour se faire avec l'air, de six à sept jours, au bout desquels on pourra à nouveau injecter si la guérison n'est pas complète.

CHAPITRE VI

MODE D'ACTION - RÉSULTATS GÉNÉRAUX ET COMPARATIFS.

Reste à déterminer de quelle façon ce traitement agit ainsi sur la douleur, s'il n'y a là qu'une action locale ou un effet plus général sur la sensibilité, s'il est possible enfin d'expliquer son mécanisme par une conception scientifique.

Hékimian [1], s'occupant dans sa thèse des injections d'eau de Potain, accorde au mode d'action immédiat, par contact des filets nerveux avec le liquide, une importance secondaire et, pour lui, toute l'efficacité tient à la douleur nouvelle ainsi artificiellement provoquée, dont l'effet médiat de voisinage s'adresse plus spécialement aux douleurs symptomatiques d'un état maladif dans un organe (coliques néphrétiques, cancer de l'estomac, etc.). C'est ce que Lutton, de Reims. avait appelé la substitution de la douleur, et il se produit ici quelque chose d'analogue au traitement des arthrites douloureuses par une extension forcée, excessivement pénible elle-même, mais aussitôt

[1] Hékiemian, *Traité des sciatique par les injections d'eau* (th. Paris, 1872).

suivie de calme et de bien-être, comme si la douleur première, transposée, était absorbée tout entière en une seconde, très vive, mais qui, épuisant le potentiel douloureux, disparaît à son tour. Pour Potain, il y a dans la plupart des cas une habitude vicieuse des organes de la sensibilité, contractée sous l'influence d'une première manifestation douloureuse. Vient-on à donner en quelque sorte un coup de fouet aux nerfs périphériques de la région qui est le siège de la souffrance, en provoquant une douleur vive et instantanée au moyen de l'injection hydrique, ou de l'électricité par exemple, cette perturbation momentanée, est capable de combattre l'habitude vicieuse en question et de rétablir l'harmonie des organes de la sensibilité. Par conséquent, plus vive sera la douleur provoquée, plus efficace et rapide sera son action.

Il est certain que toute injection faite en une région douloureuse y produit une action locale indépendante de l'action médicamenteuse elle-même comme le prouvent la méthode de l'acupuncture et, mieux encore, cette expérience qui consiste à piquer de morphine un malade atteint de rhumatisme articulaire aigu, au voisinage de son articulation la plus douloureuse ; quand l'action se sera produite, l'articulation qui en aura bénéficié davantage sera celle près de laquelle la piqûre a été faite ; il se passe là un effet local avant même que la circulation ait eu le temps de porter le médicament par imbibition au centre nerveux, cérébro-spinal, et que son action calmante se soit propagée le long des nerfs sensitifs.

Se passe-t-il quelque chose d'analogue dans l'infection d'air dans le tissu cellulaire lâche ? cela n'est pas impossible, et d'autant mieux que les malades soumis à ce mode de traitement ont presque toujours accusé, qnelques instants après la petite opération, une sensation pénible un peu, tenant à la fois de l'engourdissement et de la brûlure. sans cependant jamais avoir comme dans l'injection d'eau, le caractère d'une véritable douleur.

Mais ce n'est pas là, à notre sens, qu'il faut chercher le moyen d'expliquer les résultats les plus généraux et les plus appréciables quand on distend de gaz ou même d'eau le tissu lâche sous-tégumentaire. Le professeur Renaut[1], étudiant la distribution de ce tissu chez un mammifère insufflé par le procédé des bouchers, marquait par ces injections gazeuses les limites mêmes du tissu conjonctif lâche. qui forme sous la peau, aux organes sous-jacents, une enveloppe d'où partent des expansions qui s'insinuent entre les plans musculaires et les cloisonnent, suivant les membres pelviens le long des vaisseaux iliaques externes et la gaine lamelleuse des nerfs. Quand on a développé convenablement à l'aide d'une injection, les espaces qui séparent les faisceaux primitifs les uns des autres au sein des faisceaux secondaires, on reconnaît que ces espaces sont occupés par le tissu conjonctif lâche, au sein duquel sont contenus les vaisseaux sanguins et les nerfs musculaires (*loco citato*, p. 674). On sait, d'autre part, que les terminaisons des fibres nerveuses présidant à la sensibilité générale se font par des arborisations amyé-

[1] J. Renaut, *Traité d'histologie pratique*, t. I, p. 179.

liniques, dont les ramuscules fibrillaires s'engagent entre les épithéliums ou, au contraire, finissent interstitiellement par des extrémités libres.

Toutes ces terminaisons nerveuses sensitives sont atteintes par l'élément gazeux, puisque nous avons vu l'air pénétrer partout où se rencontre le tissu connectif, jusque dans les divisions ultimes du tissu musculaire et dans l'interstice même des cellules épithéliales. Ce contact exerce-t-il sur le nerf une action indéfinissable, pareille à celle invoquée pour les injections d'eau? Dissociant en quelque sorte les mailles du tissu unitif, rendrait-il ce tissu moins irritant pour l'élément sensitif, comme le dit Gübler, ou bien encore, faut-il supposer, comme Lereboullet[1], parlant du traitement de Potain, que l'efficacité contre les névralgies est attribuable à un effet simplement révulsif dû à la piqûre, d'une part, et à la distension brusque des mailles du tissu conjonctif. Il y a plus encore, croyons nous : l'élément nerveux est atteint dans sa constitution même par la distension soudaine qui résulte de l'emphysème sous-cutané développé par l'injection gazeuse. Il se produit quelques ruptures peut-être, certainement en tout cas l'étirement des extrémités les plus fines et, conséquemment une irritation locale propre à constituer un dérivatif puissant aux phénomènes douloureux. Mlles Klumpke et Balzer, revenant après MM. Pitres et Vaillard sur les accidents de névrite imputables aux injections d'éther dans les névralgies sciatiques,

[1] Lereboullet, *Dict. Emycl. et Sciences méd.* 3e série, t. VII, p. 613.

expliquent que l'irritation locale des petits vaisseaux amène une extravasation sanguine, puis un ramollissement nécrobiotique et formation d'une escharre qui équivaut aux sections des troncs nerveux pratiquées par les chirurgiens. Ici, les petits vaisseaux ne sauraient être lésés et, bien que Renaut ait, dans des cas d'emphysème observé la rupture de quelques filets nerveux, nous ne pensons pas qu'il y ait jamais là pour le malade aucun danger, pas une seule fois nous n'avons eu à constater des accidents névritiques consécutifs.

Mais nous insistons beaucoup sur ce fait : l'action qui nous paraît essentielle, celle qui explique le mieux, croyons-nous, les résultats obtenus, est une action d'élongation, pratiquée non plus sur le tronc nerveux où elle est dangereuse en raison des tiraillements sur la moelle, mais sur ses extrémités périphériques, quand les mailles du tissu connectif qui les soutiennent viennent à être développées et amplifiées par l'insufflation gazeuse. Et ce qui fait précisément la supériorité des gaz sur les injections hydriques, dont l'action pourrait être identique, semble-t-il, c'est que, ne déterminant pas de douleur, et se résorbant très rapidement, ils peuvent être employés en quantités suffisantes et répartis par le massage, sur toute la longueur voulue.

Dans certains cas, principalement et presque toujours dans les affections aiguës récentes de sciatiques ou de lumbagos douloureux, l'effet est instantané et définitif (Obs. I et XIII).

Dans les sciatiques anciennes, à marche chronique, dont on connaît la redoutable ténacité, le plus souvent on obtient une amélioration remarquable, portant surtout sur l'atténuation ou la disparition des phénomènes douloureux, et cette amélioration va s'accentuant après chaque injection nouvelle, pour aboutir le plus souvent à la guérison après 2, 3, 4 introductions d'air, à mesure que se fait la résorption. Cette amélioration peut porter successivement sur plusieurs tronçons du membre atteint ; aussi, une première injection pourra dégager entièrement la jambe et la partie inférieure de la cuisse, pour ne laisser persister qu'un point douloureux à la région fessière, ou bien, ayant eu raison de toute douleur spontanée, ayant procuré au malade le repos et le sommeil qu'il avait perdus, il peut exister quelque temps encore une douleur provoquée par la pression ou par une marche un peu longue. Il faudra alors, patiemment, renouveler le procédé jusqu'à venir à bout de tous ces reliquats, sans oublier que le but proposé est, avant tout, de rendre au malade la liberté de ses mouvements.

Nous avons tenu, pour être rigoureusement impartial, à publier précisément les cas où les personnes traitées par notre méthode n'ont pas retrouvé toute la validité désirable et, là-dessus, l'observation XIV est une des plus typiques. Cette personne, d'abord fortement névropathe, est atteinte d'une sciatique rebelle ayant, au moment où nous l'avons vue, résisté à tous les modes de traitement, le siphonage en particulier.

La malade souffre tellement qu'elle se laisse toucher avec appréhension, elle remue difficilement dans son lit et ne s'y asseoit qu'avec le secours d'une aide. Après une injection d'air, les douleurs s'apaisent, la malade est plus valide dans son lit ; une seconde injection lui permet de se lever et faire quelques pas dans la salle. Le dimanche suivant, elle se rend seule à la chapelle de l'Hôtel-Dieu, ce qui représente une distance de 150 mètres au minimum, avec plusieurs escaliers à descendre ; au retour, elle doit, il est vrai, s'appuyer sur deux aides, mais le dimanche qui suit, elle fait la même course sans aide, à l'aller et au retour, n'ayant pas souffert. Deux où trois jours après, cependant, elle est reprise de douleurs nouvelles, mais moins pénibles que les premières. M. Bondet fait pratiquer un siphonage sans résultat. Quelques jours plus tard, M. le Dr Piery pratique lui-même un deuxième siphonage, il y apporte une attention extrême, avec friction immédiate des téguments ; malgré tout, il se produit de petites gelures avec phlyctènes. L'amélioration est nulle, et la peau reste pigmentée en raison d'une snsceptibilité particulière qui n'est pas aussi rare qu'on le pense.

Dans l'observation XXIII, il s'agit d'un homme en évolution tuberculeuse et qui a été proposé déjà pour le Sanatorium d'Hauteville. Sa sciatique dure depuis dix-huit mois avec une atrophie très prononcée ; elle a fait le désespoir des nombreux médecins qu'il a visités.

L'état à l'arrivée est lamentable, les souffrances très vives, réparties dans toute la jambe droite, aussi bien à la face antérieure que postérieure. Il est impossible au malade de s'asseoir même avec le secours d'un aide, ni de se mouvoir dans son lit ; depuis trois mois il demeure ainsi dans le décubitus dorsal. Nous pratiquons une injection d'air et, le lendemain, toutes les douleurs spontanées ont cessé, sauf un point vague à la région lombaire. La nuit suivante il a pu dormir, et la jambe droite étendue, ce qui ne lui était arrivé depuis fort longtemps ; trois jours après il a fait seul le tour de son lit, mais la démarche est toujours pénible car il y a lieu de tenir compte d'une faiblesse musculaire extrême due à l'atrophie considérable, plus sans doute qu'à la névralgie elle-même, à peu près disparue. Actuellement, le malade peut parcourir la salle et nous avons la conviction qu'il sera rétabli sous peu définitivement.

En résumé, pour tous ces cas où la guérison n'a pas été radicale, absolue, nous estimons, et l'avis des malades est très catégorique là-dessus, que notre méthode, après l'échec de tous les autres moyens, quand plus rien ne paraissait devoir agir, leur a procuré encore un soulagement très notable et une amélioration dont ils ont été surpris et se sont félicités.

Cette méthode a pour elle précisément, au point de vue du médecin, la simplicité extrême de son manuel opératoire, et de son outillage, réductible encore à la campagne, c'est-à-dire en milieu aseptique, à une poire de vaporisation munie d'une aiguille de Pravaz. Les expériences de Leconte, Demarquay citées plus haut témoignent de son innocuité absolue.

D'autre part, nous avons vu aussi (Obs. XIV) que le procédé de Debove, même pratiqué par des mains habiles, pouvait facilement, sur des sujets susceptibles, aboutir à des gelures — nous ajouterons qu'il peut laisser sur lés téguments, chez les personnes brunes surtout, une pigmentation fort désagréable — qu'il est loin d'être à la portée de tous les médecins, à la campagne principalement. La révulsion et la cautérisation ignés n'agissent plus guère dans les cas anciens (Obs. XVI) ; elles comptent des insuccès nombreux, même dans les cas aigus, et peuvent aussi laisser à leur suite des traces indélébiles. De plus, elles sont souvent fort douloureuses. Il en est de même des injections d'eau, qui sont allées quelquefois jusqu'à provoquer la syncope.

Pour toutes ces raisons, nous croyons que le praticien, celui surtout qui se trouvera isolé en un bourg ou une ville de peu d'importance, aura un grand avantage à utiliser d'emblée les injections gazeuses dans les cas de sciatiques. En ville, le médecin se trouvera certainement bien d'y venir aussi, soit tout d'abord, soit surtout quand il aura subi des échecs avec les autres procédés. Enfin, comme il est dit dans l'observation IV, nous ne pensons pas qu'il y ait lieu de substituer d'autres gaz, tels que : acide carbonique, oxygène, hydrogène, azote, à l'air, plus facile à manier, surtout à se procurer, et ne présentant aucun danger pour le malade quand les précautions indiquées ci-dessus auront été observées.

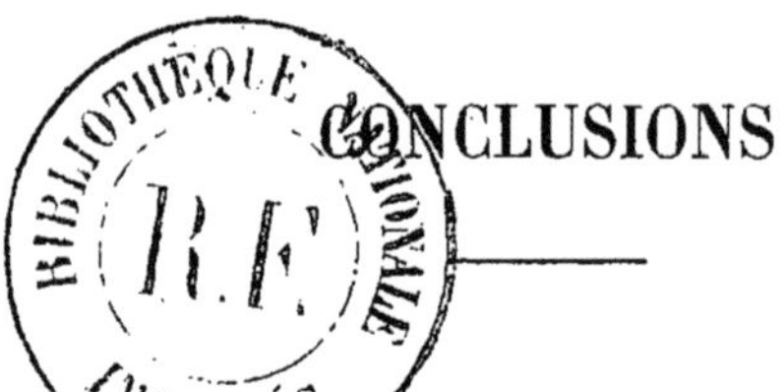

CONCLUSIONS

I. Les injections gazeuses ont une action sédative incontestable sur les phénomènes douloureux en général et sur ceux de la sciatique en particulier, quelle qu'en soit la nature ou la pathogénie, même dans les cas anciens et rebelles.

II. Leur mode d'action, surtout mécanique, nous paraît consister essentiellement dans l'élongation des extrémités nerveuses périphériques.

III. L'emploi de gaz tels que l'hydrogène, l'azote, l'oxygène, l'acide carbonique, ne nous semble pas donner des résultats supérieurs à ceux de l'air stérilisé.

IV. Cette méthode thérapeutique doit fixer le choix du praticien, par son innocuité absolue, son caractère indolore et l'extrême simplicité de son manuel opératoire.

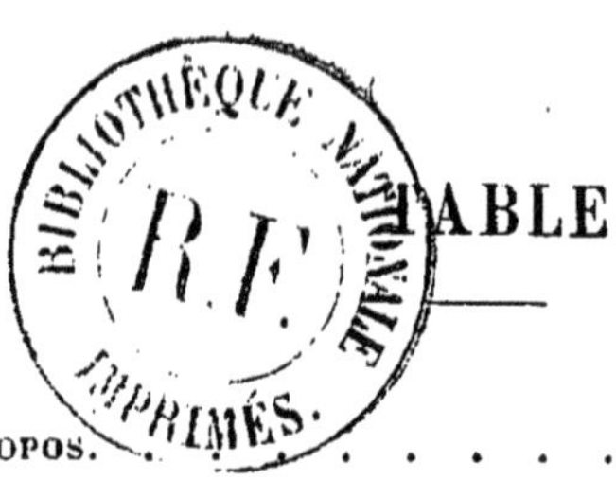

TABLE

Lyon, Imp. A. REY, 4, rue Gentil. — 20073.

www.ingramcontent.com/pod-product-compliance
Ingram Content Group UK Ltd.
Pitfield, Milton Keynes, MK11 3LW, UK
UKHW020210200726
13856UKWH00004B/1290